Dr Paul ARCHAMBAULT
[Prof]esseur suppléant a l'École de Médecine
[C]hef du service des maladies de la peau
a l'Hospice général de Tours
[Memb]re de la Société française de dermatologie
et de syphiligraphie
Médecin en chef de l'Asile des aliénés
d'Indre-et-Loire

DES ECZÉMAS

ET

LEURS TRAITEMENTS

ÉTUDE CLINIQUE ET THÉRAPEUTIQUE

PARIS
OCTAVE DOIN, ÉDITEUR
8, PLACE DE L'ODÉON, 8

1895

DES ECZÉMAS

ET

LEURS TRAITEMENTS

ÉTUDE CLINIQUE ET THÉRAPEUTIQUE

DU MÊME

Relation d'un cas de Pelade d'origine probablement nerveuse (In *Bull. Soc. d'Anat.* et *Journ. de médecine de Bordeaux*, 1890).

Note sur un cas de Cheveux moniliformes (In *Annales de Dermatologie et de Syphiligraphie*. Paris, 1890).

De l'emploi du Menthol en Dermatologie, en collaboration avec M. le Professeur agrégé William Dubreuilh, de Bordeaux (travail présenté à la Soc. de Méd. et de Chirurg. de Bordeaux, 1890).

De la Dermatose de Kaposi. Xeroderma pigmentosum (Thèse, 1890).

Sur un cas d'éléphantiasis congénital (In *Annales de Dermatologie et de Syphiligraphie*. Paris, 1893).

DES ECZÉMAS

ET

LEURS TRAITEMENTS

ÉTUDE CLINIQUE ET THÉRAPEUTIQUE

PAR

LE DR PAUL ARCHAMBAULT

PROFESSEUR SUPPLÉANT A L'ÉCOLE DE MÉDECINE
CHEF DU SERVICE DES MALADIES DE LA PEAU A L'HOSPICE GÉNÉRAL DE TOURS
MEMBRE DE LA SOCIÉTÉ FRANÇAISE DE DERMATOLOGIE
ET DE SYPHILIGRAPHIE
MÉDECIN EN CHEF DE L'ASILE DES ALIÉNÉS D'INDRE-ET-LOIRE

PARIS
OCTAVE DOIN, ÉDITEUR
8, PLACE DE L'ODÉON, 8

1895

DES ECZÉMAS

ET

LEURS TRAITEMENTS

ÉTUDE CLINIQUE ET THÉRAPEUTIQUE

De toutes les maladies de la peau, la plus fréquente, sans contredit, est l'eczéma. Si l'on examine les statistiques d'Erasmus Wilson, de Devergie, et d'Anderson, on voit que, sur 9,042 individus ayant des affections de la peau, on en compte 2,398 atteints d'eczéma. La proportion est donc considérable, plus du quart. C'est en raison précisément de la fréquence de cette affection, que l'on peut, sans doute, comprendre la tendance qu'ont presque tous les malades présentant une lésion de la peau à se croire atteints d'eczéma. Peut-être aussi les aspects, en apparence si différents, sous lesquels peuvent se montrer les eczémas, expliquent-ils cette généralisation de la part de personnes qui ne jugent que superficiellement. Aussi, pour sortir de cette confusion, est-il nécessaire de définir exactement ce que, en l'état actuel de la science, on entend par eczéma.

Le mot eczéma vient du grec εκζεω, qui veut dire : « je brûle », ou « je fais effervescence ».

D'après Aetius d'Amida, les Grecs nommaient εκζεματα des vésicules prurigineuses qui ne s'ulcéraient pas, mais qui donnaient une vive sensation de chaleur.

Ils voyaient donc avant tout dans cette lésion la vésicule : Willan et Bateman acceptèrent cette définition, et, pendant longtemps, la plupart des dermatologistes français et étrangers classaient l'eczéma parmi les affections vésiculeuses, ne tenant compte que d'un symptôme de cette affection très complexe, et encore d'un symptôme souvent très fugace. Bazin rangeait encore l'eczéma parmi les vésicules. Alibert n'admit pas cette définition; après lui, Devergie, puis bientôt, en Allemagne, Hébra, en Angleterre, Erasmus Wilson et Anderson, de Glascow, et surtout, en France, le professeur Hardy élargirent considérablement le cercle de l'eczéma. Enfin, aujourd'hui l'école française de l'hôpital Saint-Louis, avec Vidal, Quinquaud, Besnier, Brocq, et toute la jeune école dermatologiste, définissent l'eczéma en tenant compte de tous les symptômes capitaux que l'on rencontre dans cette affection, et qui permettent de la différencier d'un certain nombre d'autres dermatoses cutanées, avec lesquelles on la confondait autrefois.

Dans tout eczéma aigu, on trouve, au niveau de la lésion, une rougeur plus ou moins vive, s'accompagnant d'une tuméfaction ou même d'un œdème inflammatoire prononcé dans les régions où le tissu cellulaire est lâche et facile à infiltrer. Bientôt apparaissent des vésicules; ces vésicules sont extrêmement petites, en général, se touchent presque entre elles, font sur la région un épais semis miliaire. Elles sont claires et contiennent un liquide citrin qui sort facilement quand elles sont rompues. Ce liquide empèse le linge comme le sperme, il est poisseux ; quand il sèche, il forme un enduit croûteux de couleur gris jaune. En détachant cette croûte, on trouve une surface excoriée, d'un rouge vif : elle saigne facilement ; elle a un aspect piqueté qu'on a comparé à celui d'une moelle de jonc coupée en travers. Sous peu de temps, la lésion change d'aspect, on la voit recouverte d'une nouvelle peau lisse, comme vernissée, brillante, tendue. Bientôt cette nouvelle peau se craquelle, se fendille, se soulève et se détache en squames ou en lamelles qui se reforment souvent longtemps ; à ce moment, l'eczéma se guérit, ou bien en dessous le derme s'épaissit et se sclérose ; en la pinçant avec la main, la peau ne forme plus que de gros plis et l'eczéma aigu a tendance à se tranformer en eczéma chronique.

D'après cette marche de l'eczéma, il est facile de comprendre sous combien d'aspects variés se présente la maladie, suivant que le dermatologiste est appelé à la constater à l'une ou l'autre de ses périodes. Cette variété d'aspects et cette multiplicité des symptômes rendent parfois le diagnostic fort difficile et expliquent la confusion qui a régné longtemps dans les dermatoses cutanées. Aussi a-t-on souvent rangé dans le cadre de l'eczéma des affections qui n'avaient avec lui qu'une ressemblance, mais qui pouvaient tromper si on n'examinait qu'un des caractères de la maladie : c'est ce qui a fait l'erreur de Bazin, qui ne considérait dans l'eczéma que la vésiculisation. Qu'aurait-il répondu aux auteurs qui ont nié la présence des vésicules? Il est vrai que cette période des vésicules est parfois excessivement courte, si courte même qu'elle a pu passer inaperçue; mais Tilbury Fox prétend qu'elle existe toujours.

Le médecin peut être appelé à constater l'affection à

toutes les époques; il est donc utile qu'il connaisse bien tous ces aspects.

Au début, rougeur, chaleur, démangeaison, tuméfaction : période érythémateuse ;

Apparition des vésicules : période vésiculeuse.

Ces deux périodes sont généralement très courtes ; surtout la première ; aussi le médecin a-t-il rarement l'occasion de la constater.

Ensuite, suintement et formation des croûtes : période croûteuse.

Sous cette croûte se forme un épiderme vernissé, caduc : période de formation d'épiderme de transition.

Cet épiderme se fendille, se détache en lamelles : période de desquamation.

Ces diverses périodes constituent la marche régulière de l'eczéma ; il est très rare que l'affection se présente avec la simplicité d'aspect qui répond à chaque période ; le plus souvent, sur le même placard d'eczéma, les lésions sont confondues, et on peut voir des croûtes à côté des vésicules de nouvelle formation, de même que, sur une autre partie de la plaque, la desquamation commence à se faire.

Ces mélanges des différentes lésions font les aspects variés et multiples sous lesquels se présente l'eczéma, et font comprendre l'erreur des auteurs qui, ne considérant que l'un ou l'autre des symptômes, rangeaient parmi les affections eczémateuses toute une série de dermatoses qui doivent être éliminées.

Telles sont :

1° L'impétigo, affection essentiellement contagieuse et auto-inoculable, caractérisée par l'apparition de vésico-pustules formant bientôt des croûtes jaunâtres, qui guérissent rapidement sans laisser de cicatrices. A la période croûteuse de l'eczéma, la confusion peut être possible ; cependant, généralement les croûtes de l'impétigo sont plus jaunes; celles de l'eczéma, plutôt grisâtres. Il existe une variété dite eczéma impétigineux, où les deux affections présentent plus d'un point de ressemblance; mais l'eczéma n'est ni contagieux, ni inoculable ;

2° L'ECTHYMA, affection également contagieuse et inoculable, caractérisée par une pustule de dimension variable. Elle repose sur une base enflammée ; sous peu de jours il se forme au centre une croûte noirâtre, d'abord entourée d'une collerette grisâtre formée par le pus de la pustule. Sous cette croûte la lésion creuse, le derme s'ulcère, et, si on la fait tomber, il reste un petit cratère comme fait à l'emporte-pièce ;

3° La DYSIDROSE : cette affection, que l'on ne rencontre que chez les sujets qui transpirent beaucoup, est caractérisée par la présence de vésicules de volume variable. Ce qui distingue ces vésicules de celles de l'eczéma, c'est qu'elles ne sont point sur une base enflammée ; le liquide qu'elles contiennent est plus clair et elles persistent généralement plusieurs jours, tandis que les vésicules de l'eczéma sont de très courte durée. Elles sont de volume aussi plus considérable que celles de l'eczéma, le plus souvent très petites; cependant il existe des eczémas avec des vésicules volumineuses, et qu'on a appelés eczémas à grosses vésicules; mais il est généralement facile de les différencier avec la dysidrose;

4° Le LICHEN : on désigne sous ce nom un groupe d'affections très complexes, et qui ont été le sujet de bien des discussions entre les dermatologistes. Cette affection est caractérisée par la présence de petites papules, brillantes, luisantes, prurigineuses, groupées par placards ou disséminées çà et là, présentant parfois à leur sommet une petite croûtelle brunâtre. Le diagnostic avec l'eczéma est parfois très difficile, surtout dans les formes désignées sous le nom d'eczéma lichénoïde ; cependant l'eczéma présente rarement un prurit aussi violent que celui du lichen.

En outre de ces diverses affections, on rencontre encore certaines inflammations d'origine artificielle à type eczématiforme, qu'il est nécessaire de bien connaître pour les différencier avec l'eczéma proprement dit. Dans cette catégorie, il faut ranger les dermites occasionnées par des agents irritants. Certaines préparations pharmaceutiques déterminent, sur des individus prédisposés, des inflammations consécutives qu'elles n'amènent pas chez d'autres. Ces lésions ressemblent parfois étonnamment à une poussée d'eczéma, mais les commémoratifs, et surtout cette particularité de voir *l'inflammation se limiter à la région* seule mise en contact avec le corps irritant, permettent de faire le diagnostic différentiel. De plus, ce qui distingue encore ces lésions spéciales, c'est qu'elles ont le plus souvent tendance à guérir rapidement, même sans traitement, dès que la cause première de leur existence ne se renouvelle plus.

Ces dermites artificielles sont souvent dues à l'application de teinture d'arnica, dont le public a tendance à faire abus, toutes les fois qu'il y a une contusion ; l'huile de croton, les frictions avec la pommade mercurielle, l'emplâtre de thapsia, la teinture d'iode, même l'inoffensif papier Wlinsi [1], peuvent amener des inflammations superficielles ayant tout à fait l'apparence de l'eczéma. En un mot, toute cause d'irritation, même le simple coup de soleil, peut déterminer des lésions de cette nature.

De même, les divers parasites de l'homme peuvent, par leur présence et par l'irritation qu'ils provoquent, être le point de départ de dermites eczématiformes. Chez des enfants mal tenus, dont la tête est remplie de poux, il n'est pas rare de constater, le plus ordinairement à la nuque, des lésions inflammatoires avec vésicules et croûtes : les parents, d'ailleurs, ne manquent jamais d'affirmer que c'est précisément de ces croûtes que naissent les poux, et que bien certainement leur enfant n'en avait pas avant, et ils n'acceptent point l'opinion du médecin, qui se permet de leur dire que, si l'enfant n'avait pas eu des poux, il n'aurait pas actuellement des croûtes.

L'acare du galeux, surtout chez des galeux d'ancienne date, détermine souvent des inflammations artificielles à forme d'eczéma, et, pour guérir les malades, il est nécessaire de les examiner avec beaucoup de soin, de façon à dépister le sillon de l'acare pour pouvoir, en combattant la cause par un traitement approprié, en modifier l'effet.

Il faut encore retrancher des groupes de l'eczéma toutes les inflammations superficielles occasionnées par

[1] Érythème consécutif à l'application de papier Wlinsi, par le Dr Paul Archambault, *Revue générale de clinique et de thérapeutique*, 1893.

la présence de parasites végétaux. Ainsi le champignon parasite de la teigne tondante, le *Trichophyton tonsurans*, celui du favus, l'*Achorion* de Schönlein, même celui du pityriasis versicolor, le *Microsporon furfur* et celui de l'érythrasma, le *Microsporon minutissimum*, peuvent amener à la longue chez des individus prédisposés des lésions inflammatoires ayant toute l'apparence de l'eczéma.

Nul n'est à l'abri de l'eczéma : Erasmus Wilson était dans l'erreur en faisant cette affection propre aux débilités ; les gens les plus robustes peuvent en être atteints. Cependant certaines constitutions y sont plus prédisposées : l'hérédité joue un rôle considérable, quoi qu'en dise le professeur Hébra, et ce n'est pas rare de trouver des individus atteints d'eczéma qui racontent que leurs parents avaient les mêmes affections, et on la retrouve encore chez les petits-enfants. Cependant, ce serait une erreur de croire que les enfants d'eczémateux doivent fatalement avoir la même affection ; il pourra arriver qu'aucun des enfants ne se ressente de l'affection de son père ou de sa mère, de même qu'on verra, dans une même famille de trois ou quatre enfants, deux ou trois qui seront indemnes, et un dernier sera manifestement eczémateux.

L'eczémateux n'engendre pas forcément un eczémateux ; mais l'eczémateux est un arthritique, l'eczéma est une forme de l'arthritisme ; il faut donc, par conséquent, s'attendre à trouver dans la famille d'un eczémateux les diverses manifestations de l'arthritisme. Le plus généralement, en effet, on rencontrera dans les antécédents héréditaires du malade des parents ayant eu des migraines, des névralgies de toutes sortes, des attaques de rhumatisme, des lésions articulaires chroniques, de la goutte ou ayant souffert de coliques hépatiques ou de coliques néphrétiques.

Il faut donc qu'il y ait un terrain préparé sur lequel l'eczéma évoluera plus facilement ; mais ces terrains varient par plus d'un point, et c'est souvent cette variété des terrains qui fera aussi la variété de l'eczéma. D'autre part, suivant les régions où il s'installe, l'eczéma prend des aspects différents : il peut donc se limiter exclusivement à une région, être localisé, ou, au contraire, s'étendre sur la plus grande partie du corps et être généralisé ; mais le corps tout entier n'est jamais complètement atteint par l'affection et, à côté de vastes placards d'eczéma, on peut toujours retrouver des parties de peau saine.

Tout en observant dans un eczéma l'ensemble des symptômes qui, par leur réunion constante, permettent de le différencier avec d'autres dermites, le plus souvent, on remarque un symptôme plus accentué, plus persistant qui donne à l'affection un aspect spécial et qui la qualifie.

Lorsque l'inflammation, la tuméfaction du début, la rougeur plus ou moins vive persiste longtemps localisée, on a l'*eczéma érythémateux*. Quand cette rougeur est plus étendue, presque généralisée sur tout le corps, accompagnée d'un état général mauvais, avec fièvre, courbature, malaise, enfin avec un ensemble de symptômes qui pourraient faire penser à une fièvre éruptive, elle constitue l'*eczéma rubrum*.

D'autres fois, on trouve le tégument infiltré présentant de petites plaques saillantes, bosselées, ressemblant à des papules, *eczéma papuleux*.

Les vésicules ont une durée plus longue que dans la plupart des cas : ou bien, ordinairement de petite dimension, elles présentent parfois un volume plus considérable, prenant même l'aspect des bulles qui caractérisent le pemphigus ; ce type constitue l'*eczéma vésiculeux*.

Parfois le contenu des vésicules se résorbe, elles diminuent et ont tendance à disparaître d'elles-même, c'est un *eczéma avorté;* ou bien elles sèchent rapidement : *eczéma sec*.

Le plus souvent, les vésicules se vident, n'ayant eu qu'une durée éphémère, souvent même difficile à constater ; la plaque d'eczéma présente une surface suintante, qui donne du liquide en abondance : c'est l'*eczéma humide*, ou *eczéma suintant*.

Cette sécrétion se concrète et forme des croûtes épaisses, grisâtres, qui constituent l'*eczéma croûteux*. Cette forme suintante et croûteuse se rencontre surtout chez les débilités, chez les enfants et les sujets lymphatiques : elle est souvent difficile à diagnostiquer de l'impétigo. *Ce serait même, d'après William Dubreuilh*, un eczéma inoculé par l'impétigo ; aussi l'a-t-on appelé *eczéma impétigineux* ou, mieux, suivant Thibierge, *eczéma impétiginiforme*.

Arrivé à la période de sécheresse et de desquamation, *l'eczéma présente encore des types d'un caractère* bien spécial ; la peau présente des fissures plus ou moins longues, souvent parallèles, à fond rouge, laissant entre elles des espaces de peau saine, *eczéma fendillé;* d'autres fois, ces fissures, ces fentes épidermiques, s'entrecroisent sans ordre *déterminé. Il semble que la peau* a éclaté ; elle présente des crevasses, comme on en rencontre sur certains terrains qui, après avoir été mouillés, reçoivent les rayons ardents du soleil et se crevassent dans tous les sens ; c'est sous cet aspect que se présentent certains placards d'eczéma et que, pour cette raison, on a dénommé *eczéma craquelé*.

Le placard sec d'eczéma présente une fine desquamation, il s'en détache une poussière lamelleuse, qui caractérise l'*eczéma pityriasique*.

Dans l'*eczéma psoriasiforme*, les squames sont plus volumineuses, les lamelles épidermiques qui s'en détachent sont plus larges ; la plaque ressemble assez à une plaque de psoriasis, mais généralement ses limites sont moins nettes que celles du psoriasis, et ce qui surtout permet de faire le diagnostic, c'est la présence d'un suintement qui n'existe jamais dans le psoriasis : c'est cette forme que Vidal a appelée *eczéma lamelleux*.

On rencontre parfois, de préférence sur la face externe des membres, des placards épais ; le toucher donne la sensation de l'épaississement du derme ; on y voit des vestiges de vésicules, on y rencontre surtout des papules : ce sont des plaques d'*eczéma lichénoïde* ; parfois, ces plaques se fendillent ; il s'y forme des sillons, des fissures qui saignent facilement : ces lésions caractérisent l'*eczéma fissuraire*. Ou bien, sur ces plaques, il se forme de véritables cannelures, d'où le nom d'*eczéma cannelé*.

Chez un individu, on constate parfois des lésions eczémateuses caractérisées par des vésicules isolées, disséminées çà et là sur tout le corps : cette forme porte le nom d'*eczéma sparsum*.

Quand ces lésions se groupent, se réunissent pour former des petites plaques, bien limitées, le plus souvent arrondies, de dimensions variables, mais ne dépassant pas la grandeur d'une pièce de cinq francs en argent, elles constituent l'*eczéma nummulaire*. Lorsque ces plaques siègent autour des follicules pileux, Unna et Malcolm Morris, qui les ont récemment étudiées, leur ont donné le nom d'*eczéma folliculorum*.

Souvent dans de petits placards eczémateux, on voit la partie centrale présenter une peau saine, c'est cette forme que Hardy appelle *eczéma marginé*.

On a décrit encore d'autres variétés d'eczéma, l'*eczéma muqueux*, l'*eczéma œdémateux*, l'*eczéma hypertrophique*, l'*eczéma verruqueux* et, enfin, deux autres variétés qui présentent des caractères spéciaux, et qu'il serait peut-être bon de mettre en dehors de l'eczéma dont le champ est déjà si vaste. Ce sont, d'une part, les lésions décrites par Unna, et qu'il a appelées *eczéma séborrhéique*, et, d'autre part, les lésions eczémateuses survenant à la suite d'un trouble dans le système nerveux, qu'on a rangées sous le nom d'*eczéma nerveux*.

Traitement de l'Eczéma

A l'heure actuelle, on rencontre encore tous les jours des malades porteurs d'eczéma qui ont la conviction absolue qu'il ne faut pas faire guérir leur affection : c'est pour eux un exutoire par où sortent les mauvaises humeurs qui, autrement, empoisonneraient leur organisme. Malheureusement, beaucoup de médecins, imbus des anciennes idées d'humorisme, entretiennent les malades dans ces opinions ; et alors, si vous voulez donner un conseil utile, vous vous butez contre un entêtement invincible, et ils sont d'autant plus forts qu'ils vous répondent : « Mon médecin m'a défendu de le faire guérir. »

Ces malades conservent leur eczéma, au besoin même l'entretiendraient précieusement, comme ils entretenaient autrefois des cautères sur leur bras. Le plus souvent, disons-le, ces idées sont soutenues par des personnes étrangères à la médecine ; mais habituellement elles les exposent avec tant d'assurance et de conviction profonde, qu'elles font facilement des adeptes.

C'est donc au médecin à s'élever de toutes ses forces, et à combattre vigoureusement ces idées d'un autre âge. C'est à lui de faire comprendre au malade que toute altération de la peau est une porte ouverte à l'infection, par conséquent une menace perpétuelle d'accidents d'inflammation aiguë ; donc, il faut le dire hautement, toute affection de la peau, tout eczéma doit être soigné.

Mais là commence la difficulté : Quel traitement faut-il employer? Autant d'individus, autant de cas particuliers. Aussi, comme le disent judicieusement MM. Besnier et Doyon : « Il n'y a pas de traitement général de l'eczéma, il n'y a que des eczémateux à qui il faut appliquer le traitement général indiqué par leur état constitutionnel. » A côté du traitement local, il y a donc le traitement général, traitement interne, traitement hygiénique qui a une importance considérable.

Tous les eczémas doivent donc être soignés ; mais il faut agir avec grande prudence, bien étudier la constitution du malade et tâter le terrain. Souvent le malade nous dit : « Ne craignez-vous pas, docteur, qu'en guérissant là mon eczéma il ne se reporte ailleurs. » Cette demande, en apparence très simple, touche une grosse question de médecine, la question des métastases. Il ne faut point être extrême dans ses opinions, et, de même que c'est une erreur de voir partout des métastases, je crois que c'est aussi une erreur de les rejeter complètement. Et, en effet, nombreuses sont les observations où l'on voit, à la suite de la disparition rapide d'un eczéma, survenir soit des accès de goutte et de rhumatisme, ou même des complications viscérales plus graves, telles que des congestions cérébrales ou de la congestion pulmonaire.

Ces métastases consécutives à des dermatoses s'observent fréquemment chez les enfants. Aussi, chez ces petits malades, de même que chez les individus présentant une tare constitutionnelle, c'est le rôle du médecin de savoir instituer un traitement approprié qui, peut-être avec lenteur, mais au moins sûrement et sans danger de complication, amènera une guérison qui ne sera en rien préjudiciable à la santé générale de l'individu. Aussi dirons-nous avec M. Brocq : « C'est surtout dans ces affections que les médecins doivent avoir constamment devant les yeux le grand précepte qui domine toute la thérapeutique : *Avant tout ne pas nuire au malade!* Que d'éruptions insignifiantes, que d'eczémas à l'état de vestige ou, tout au moins, peu accentués ont été transformés en dermatoses importantes et tenaces, par des applications intempestives et des pommades incendiaires. »

Ce n'est donc pas sans danger qu'en écoutant les conseils qu'en toutes circonstances chacun est porté à donner, on applique à l'eczéma les médications les plus bizarres et parfois les plus absurdes.

Sous prétexte que tel individu a tiré grand bénéfice d'un mode de traitement, il s'empresse de le vanter et de le conseiller ; mais souvent ce même traitement chez un autre ne fera, au contraire, qu'aggraver le mal. Il n'y a point un traitement de l'eczéma ; chaque cas présente des particularités qu'il faut étudier avec beaucoup de soin, et le médecin seul, après un examen attentif, doit décider du mode de traitement à mettre à l'essai... Il faut, en effet, d'abord, tâter le terrain, et n'instituer un traitement actif que lorsque l'on a reconnu qu'il n'y a pas de réaction nuisible.

L'eczéma, affection locale, est le plus souvent une manifestation spéciale d'un état général particulier, et surtout dans les eczémas chroniques il est nécessaire de soumettre le malade à un régime approprié et à une hygiène bien comprise.

Dans un cas d'eczéma aigu, il faut s'inquiéter, tout d'abord, de l'état des voies digestives, combattre la constipation souvent habituelle et même conseiller quelques laxatifs. L'eczéma s'observe souvent chez des malades présentant de la dilatation de l'estomac; il est nécessaire de faire, suivant les conseils du professeur Bouchard, de l'antisepsie intestinale; le malade prendra, matin et soir, un des cachets suivants :

Naphtol β	0 gr. 30
Poudre de charbon de peuplier	0 gr. 40
Magnésie anglaise	0 gr. 30
Ou salicylate de bismuth	0 gr. 30

Mêlez pour un cachet.

Certains estomacs supportent mal le naphtol β; on pourra alors le remplacer par le benzo-naphtol, le bétol ou le salol qu'on associera avec la magnésie ou le bismuth.

L'alimentation doit être surveillée : les sauces doivent être rejetées, il faut de préférence manger les viandes grillées et surtout les viandes blanches.

Tout eczémateux devrait devenir un végétarien; les légumes de toutes sortes sont, en effet, pour ces malades, une excellente alimentation; il faut cependant faire une exception pour les choux qui doivent être évités. Excepté les fraises, qui chez certains prédisposés, amènent chaque fois des poussées du côté de la peau, tous les autres fruits sont autorisés.

Il faut défendre l'usage de boissons et surtout d'aliments fermentés : éviter les conserves alimentaires, la charcuterie, les mets épicés et faisandés, s'abstenir de gibier. Il faut interdire l'absorption de tous les poissons de mer, des mollusques, des crustacés. Toutes les salaisons doivent être défendues de même que les fromages et surtout les fromages fermentés.

L'eczémateux devra avoir une vie régulière et tranquille, éviter toute cause de surmenage intellectuel et physique. Les alcools et liqueurs de toutes sortes lui seront défendus, de même que l'usage des vins généreux; le thé et le café devront être évités.

Une boisson devra être très recommandée à ces malades : c'est l'usage du lait. Le lait est un excellent diurétique, et, à ce titre, il sera très utile à l'eczémateux.

Ces conseils hygiéniques et alimentaires doivent être *maintenus aussi d'une façon rigoureuse, quand on a* affaire à un eczémateux chronique. Mais, dans ce cas, il est nécessaire de combattre la diathèse; il faut, en un mot, s'efforcer de modifier le terrain pour y détruire la mauvaise herbe. Suivant les individus, il est donc nécessaire d'appliquer un traitement spécial. L'eczéma *chronique étant, le plus souvent, une manifestation de* l'arthritisme, le traitement devra donc être dirigé dans *le but de combattre cette diathèse. Pour cela, on fera* usage des alcalins, soit sous forme de bicarbonate de soude à prendre au moment des repas, ou sous forme *de boissons alcalines naturelles, telles que les eaux de* Vichy, de Vals ou de Royat. On pourra conseiller l'usage des sels de lithine et l'emploi des eaux de Vittel ou de Contrexéville, ou même celles d'Évian qui, en raison de leur très faible minéralisation, peuvent *impunément être bues en grande quantité pour laver* l'organisme.

Chez les malades débilités, anémiés, on pourra faire usage des préparations ferrugineuses et des eaux d'Orezza ou de Bussang ; chez ces malades, on pourra aussi conseiller l'arsenic à titre de reconstituant, mais cela en dehors de toute poussée aiguë. Il faut s'élever contre cet abus intempestif qu'on fait de l'arsenic : on a fait de ce médicament une panacée universelle contre toutes les affections de la peau et, en particulier, contre l'eczéma. Son indication est bien nette : il n'a aucune action spécifique, il est seulement tonique. On peut l'ordonner sous forme d'eau de la Bourboule, sous forme de liqueur de Fowler à la dose de 8 à 10 gouttes par jour en deux fois aux repas, et en augmentant progressivement d'une goutte jusqu'à 20 par jour. On peut encore faire usage d'une solution d'arséniate de soude que l'on titre à volonté, de façon à faire prendre 1 à 6 milligrammes d'arséniate dans la journée.

Quand l'eczéma apparaît chez un individu lymphatique, il est utile, tout en instituant un traitement local, de chercher à combattre la diathèse. Dans ces cas, les préparations contenant de l'iode pourront rendre des services, soit sous forme de solution d'iodure de potassium, ou mieux une solution iodo-iodurée. Chez ces malades, l'hiver surtout, l'huile de foie de morue, l'été, le sirop d'iodure de fer, ou les sirops iodo-tanniques modifieront avantageusement l'état constitutionnel. On pourra encore favoriser ce résultat, quand la période aiguë est passée, en conseillant un séjour sur le bord de la mer, mais sans prendre de bains.

Les traitements aux eaux minérales conseillés dans les cas d'eczéma s'adressent plutôt à l'état général qu'à l'affection proprement dite. Par conséquent, pour diriger un malade dans le choix d'une station thermale, il sera nécessaire de s'inquiéter de sa santé générale, de ses antécédents personnels et héréditaires.

Dans les eczémas aigus survenant chez des individus ne présentant pas de tare constitutionnelle bien manifeste, le traitement local prend une importance considérable. Ce traitement doit être suivi avec beaucoup d'attention de la part du médecin, car il varie avec les différentes périodes de la maladie.

Quand le médecin est consulté au début de l'affection à la période de l'érythème et des vésicules, il ne doit jamais employer de corps gras, ni de pommade. Ce serait mettre de l'huile sur le feu et s'exposer à provoquer une augmentation de l'affection; les pansements humides ne donnent pas non plus de bons résultats, tant que le suintement n'a pas complètement disparu. Dans ces cas les meilleurs résultats sont obtenus par les traitements les plus simples: l'emploi des poudres inertes, telles que la poudre d'amidon seule, ou mélangée avec la poudre de talc ou d'oxyde de zinc, dont on recouvrira abondamment les parties malades. Ce traitement forme bientôt un magma, presque des croûtes dont on se débarrasse par quelques lotions antiseptiques, ou simplement par l'application, pendant quelque temps, de compresses d'eau bouillie, recouvertes de taffetas gommé.

A la période croûteuse proprement dite, le traitement qui semble donner les meilleurs résultats consiste dans l'application de cataplasmes d'amidon froids faits à l'eau boriquée, ou simplement à l'eau bouillie, et recouverts de taffetas gommé pour éviter une dessiccation trop rapide. Sous l'influence de ces applications, la situation se modifie rapidement, l'inflammation diminue, les démangeaisons sont calmées, et le malade éprouve de suite un grand soulagement. En faisant recouvrir les cataplasmes de taffetas gommé, on obtient aussi un pansement occlusif simple, facile à appliquer, peu dispendieux et qui rend autant de services que l'emploi du caoutchouc. On a beaucoup vanté, en effet, l'usage des applications de caoutchouc ; il donne de bons résultats, certainement, mais dans des cas particuliers, et il exige des appareils spéciaux qui doivent être entretenus avec une grande propreté, pour empêcher des fermentations qui amèneraient rapidement une nouvelle inflammation.

Ces divers traitements des périodes de début de l'eczéma aigu proprement dit peuvent être mis en usage dans les cas de poussée aiguë d'un eczéma chronique. Mais, comme le plus généralement ils modifient rapidement la lésion, il faudra, dans les cas de vieux eczémas constitutionnels, surveiller avec beaucoup de soin le malade et ne pas négliger le traitement interne de façon à se mettre à l'abri d'accidents métastatiques.

Lorsque les accidents aigus sont passés et que l'eczéma est à une période de sécheresse avec commencement de desquamation, on pourra, avec beaucoup de prudence, essayer l'emploi des corps gras.

Les pommades avec des poudres inertes donnent les meilleurs résultats. On peut employer comme excipient l'axonge, mais à la condition qu'elle soit bien fraîche : les pommades à base d'axonge ne doivent être ordonnées que par petites quantités, car elles s'altèrent très vite. Cet inconvénient peut être évité en ajoutant de l'acide benzoïque.

Il est préférable d'employer la vaseline pure ou mélangée avec la lanoline en proportions variables. Pendant l'été, les pommades à la vaseline sont trop liquides; on obtient alors une pommade plus ferme, en ajoutant de la lanoline, qui, elle, au contraire, ne peut pas être employée seule, car elle est trop dure.

La pommade suivante peut être conseillée :

Oxyde de zinc finement pulvérisé........	3 à 15 grammes.
Vaseline..............................	20 grammes.
Lanoline..............................	10 —

M. S. A.

On peut substituer la poudre de bismuth à l'oxyde de zinc, ou employer les deux ensemble; quand les démangeaisons sont violentes, on les calmera en incorporant du menthol [1] dans les proportions de 2 à 10 0/0.

Axonge fraîche .... } Vaseline.............................. }	āā 25 grammes.
Oxyde de zinc..........................	10 —
Menthol	1 à 5 —

Pour calmer le prurit, on peut conseiller l'emploi de l'huile mentholée :

Huile d'amandes douces................	100 grammes
Menthol...............................	5 à 10 grammes.

Il faut se défier des pommades à l'acide borique : elles sont parfois irritantes, et plusieurs fois j'ai constaté de véritables poussées d'eczéma aigu après l'emploi de la simple vaseline boriquée.

Pour activer la guérison de l'eczéma, on peut, après

[1] William Dubreuilh et Paul Archambault, *De l'emploi du menthol dans les affections prurigineuses de la peau...* Communication faite à la Société de Médecine et de Chirurgie de Bordeaux, 13 juin 1890.

quelques jours d'emploi de la pommade à l'oxyde de zinc, ajouter un peu d'acide salicylique, ou de la résorcine, ou encore du baume du Pérou :

Acide salicylique	0,25 à 1 gramme.
Résorcine...............................	1 à 2 —
Oxyde de zinc	ãã 4 grammes.
Sous-nitrate de bismuth	
Lanoline...............................	15 grammes.
Vaseline................................	25 —

M. S. A.

Lorsque, malgré l'emploi de ces diverses préparations, le placard d'eczéma tend à persister, lorsque toute inflammation a disparu, il est indiqué d'employer une médication substitutive. Le médicament qui donne le meilleur résultat est certainement l'huile de cade vraie, c'est-à-dire celle qui est obtenue par la distillation du *Juniperus oxycedrus*, et non l'huile de cade provenant de la distillation de la houille : sur les placards d'eczéma sans réaction et persistant depuis longtemps, on pourra conseiller des applications d'huile de cade pure; mais, le plus souvent, on la mélange dans des proportions variables, soit avec l'axonge, soit avec l'huile d'amandes douces, ou encore plus habituellement avec le glycérolé d'amidon, et former ainsi les glycérolés cadiques faibles ou forts, si utilement conseillés par Vidal :

Huile de cade vraie	de 3 à 30 grammes.
Extrait fluide de Panama	q. s. pour émulsionner.
Ou savon noir	
Glycérolé d'amidon à la glycérine neutre..........................	30 grammes.

M. S. A.

L'huile de cade a l'inconvénient de salir le linge, et

surtout d'avoir une odeur extrêmement forte et pénétrante; aussi, a-t-on cherché à lui substituer d'autres préparations. On a employé l'huile de bouleau, les pommades à l'acide pyrogallique, les préparations ichthyolées; mais, malgré les ennuis que procure l'emploi de l'huile de cade, c'est encore certainement la préparation qui donne les meilleurs résultats dans l'eczéma chronique avec induration.

Variétés d'Eczémas suivant le siège et leurs traitements

Ces indications générales sur la nature et sur le traitement des affections eczémateuses peuvent certainement s'appliquer à tous les cas. Mais, dans certaines régions, on constate plus spécialement une variété, qui semble y faire lieu d'élection et prend une forme particulière. Il est donc utile d'être prévenu, et il est nécessaire d'étudier séparément chaque variété et de voir quel mode de traitement doit être de préférence institué.

Eczémas du cuir chevelu. — Dans cette région, on trouve, en général, des eczémas croûteux, le plus souvent d'origine séborrhéique, avec ou sans infiltration de la peau. L'eczéma peut être localisé ou, au contraire, envahir la presque totalité du cuir chevelu ; il secrète souvent abondamment. Cette sérosité, en se desséchant, agglutine les cheveux et forme bientôt une croûte épaisse. Chez l'homme et chez les enfants il faut, tout d'abord, commencer par faire couper les cheveux très ras au ciseau ; chez la femme, grâce à des soins de tous les instants et à une minutieuse propreté, on pourra conserver les cheveux ; mais, si l'affection persiste, il ne faut pas hésiter à sacrifier des cheveux qui repousseront rapidement quand l'affection sera guérie.

Pour faire tomber les croûtes, on fera des onctions

huileuses, puis, le lendemain, un lavage ou des pulvérisations. Ou mieux : appliquer sur toute la tête pendant la nuit un large cataplasme d'amidon froid recouvert de taffetas gommé. Le lendemain, les croûtes complètement ramollies s'enlèvent très facilement, et la tête est rapidement nettoyée.

Le cuir chevelu une fois débarrassé des croûtes, on pourra commencer le traitement par les pommades : ce sont les préparations soufrées et les préparations à l'huile de cade qui donnent les meilleurs résultats, et elles peuvent être employées fortes :

Huile d'amandes douces............	50 grammes.
Huile de cade vraie...............	50 à 100 gr.
M. S. A.	

ou pommade soufrée :

Soufre précipité....................	5 à 10 grammes.
Acide salicylique...................	25 à 50 centigrammes.
Vaseline............................	50 grammes.
M. S. A.	

Eczémas des paupières et des sourcils. — Chez les sujets lymphatiques surtout, on constate fréquemment de la blépharite chronique. Cette affection est souvent de nature eczémateuse ; au début, les paupières sont rouges, tuméfiées. En regardant attentivement, on voit bientôt apparaître, au milieu des cils, des vésicules qui ne tardent pas à suinter, forment des croûtes qui agglutinent les cils et les prennent en paquets ; le matin, les yeux sont collés; de plus, il n'est pas rare de voir la conjonctive oculaire s'enflammer, et bientôt on constate une conjonctivite intense. Si l'affection est négligée ou presque abandonnée à elle-même, il ne tarde pas à se faire des rétractions de la peau, soit en dedans, soit en dehors, et on a bientôt un entropion ou un ectropion, et parfois oblitération des points lacrymaux et épiphora.

Au début de l'affection, il faut conseiller les lotions à l'eau boriquée ou à l'eau de têtes de camomille, et des applications de compresses imbibées de ces solutions. Lorsque l'inflammation a diminué, on pourra appliquer une petite pommade à l'oxyde de zinc et bientôt les pommades au précipité jaune :

Vaseline..............................	10 grammes.
Précipité jaune......................	0,25 à 0,50 centigr.

M. S. A.

Lorsque l'affection résiste à ces divers traitements, pour arriver à une plus prompte guérison, il ne faudra pas hésiter à épiler les cils.

Dans les sourcils on rencontre fréquemment la forme d'eczéma sec, eczéma pityriasique avec une fine desquamation sous forme de poussière. Cette affection fait souvent tomber les poils. Dans ce cas, il faut employer comme traitement des pommades au soufre ou à l'ichthyol.

Eczémas de la barbe, joue, menton et lèvres. — L'eczéma de la barbe est une affection généralement fort tenace et qui exige un traitement énergique et souvent prolongé. Le suintement souvent très abondant forme des croûtes épaisses, qui forment avec les poils une masse jaune noirâtre qui donne au malade un aspect tout particulier. Souvent le poil est malade à sa base ; on y voit une vésico-pustule, et, si on l'arrache, la racine est en masse : c'est à cette forme d'eczéma qu'on a donné le nom d'eczéma sycosiforme.

Mais il y a lieu, à ce propos, de distinguer le sycosis parasitaire et le sycosis non parasitaire.

Jusqu'ici nous n'avons eu en vue que le sycosis non parasitaire : souvent, entre les deux, le diagnostic est difficile, mais le microscope vient vite trancher le litige en décelant la présence du champignon parasite du trichophyton. Dans le sycosis trichophytique, le poil pénétré par le parasite est cassant, et, quand on procède à l'épilation, il se brise ; dans ces cas on constate dans la barbe des noyaux d'induration qui sont assez caractéristiques : il faut commencer le traitement par l'épilation.

Cette opération n'est pas toujours nécessaire pour l'eczéma non parasitaire de la barbe ; il faudra d'abord couper les poils au ciseau, faire tomber les croûtes par des applications émollientes, cataplasmes ou masque de caoutchouc. On fera usage, quand l'inflammation sera diminuée, de pommades soufrées ou de préparations à l'huile de cade vraie.

Ces mêmes traitements peuvent être employés quand l'eczéma siège sur les lèvres. Mais sur la lèvre supérieure, M. Besnier a décrit une forme spéciale, désespérante par sa durée, et à laquelle il a donné le nom d'eczéma récidivant. Dans ce cas spécial, il ne faut pas hésiter à pratiquer l'épilation complète, qu'on fera suivre d'applications humides, de compresses trempées dans une solution faible de sublimé ; sous l'influence de ce traitement la lèvre, qui présentait auparavant une tuméfaction, un épaississement notable, diminue rapidement et tend à revenir à sa forme normale. Pour arriver à une plus rapide amélioration, M. Besnier conseille l'application, d'abord jour et nuit, puis plus tard la nuit seulement, d'une bandelette de caoutchouc, recouvrant exactement les parties malades qu'on fixe par un galon derrière la tête.

Si, malgré ces traitements, l'induration persiste, il faut pratiquer des scarifications assez profondes, comme le conseillait M. Vidal.

ECZÉMAS DE LA BOUCHE ET DES LÈVRES. — Au pourtour de la bouche, sur le bord libre des lèvres, on constate une forme d'eczéma sec, assez particulier que certains auteurs ont décrit sous le nom d'*eczéma orbiculaire*. Les malades atteints de cette affection ont un aspect spécial : il semble que leur bouche veuille se rapetisser et qu'un obstacle intérieur s'oppose à cette rétraction, car la peau se fendille, on voit des crevasses assez profondes et qui saignent facilement. C'est une affection très rebelle et très douloureuse ; en plus de la gène continuelle produite par cette rétraction de la peau, au moment du repas le contact d'aliments acides est une cause de douleur nouvelle.

Pour traiter cette affection, on pourra employer le caoutchouc préconisé par M. Besnier, appliquer des *pommades à l'oxyde de zinc ou des pommades au calomel* ou au précipité jaune.

Lorsqu'il s'agit plutôt de gerçures rebelles des lèvres, M. Brocq conseille la préparation suivante :

Tannin ou extrait de cachou	0,50 à 1 gr.
Huile de bouleau	2 gouttes.
Beurre de cacao	10 grammes.
Huile de ricin	3 grammes.
Essence de badiane	5 gouttes.

M. S. A.

ECZÉMAS DE LA FACE. — On peut rencontrer les différentes formes d'eczémas; cependant il faut signaler la plus grande fréquence de l'eczéma sec. les cas d'eczéma humide sont plus rares. L'eczéma séborrhéique de la face est assez fréquent.

Le plus souvent, l'affection est caractérisée par une fine desquamation; les squames sont cependant plus grandes que la fine poussière qui se détache dans le pytiriasis simplex. La peau est légèrement infiltrée, un peu tendue, et présente une coloration rouge sombre assez caractéristique.

L'eczéma sec de la face se trouve souvent chez des arthritiques qui ont un mauvais estomac. et chez lesquels les fonctions digestives se font mal.

Dans ces cas. le traitement interne ne devra pas être négligé; les alcalins à l'intérieur, des laxatifs répétés et de l'antisepsie intestinale.

Comme traitement local, il faut bien se garder d'employer des pommades trop irritantes. Il faut d'abord conseiller de ne faire usage pour la toilette que d'eau bouillie et mieux d'eau de son. Appliquer dans la journée *de la glycérine coupée de moitié d'eau de roses* et eau bouillie, ou employer le glycérolé d'amidon à la *glycérine neutre.*

Quand l'affection résiste à ces traitements, et, lorsque la période inflammatoire a cessé, on pourra essayer la pommade suivante :

Soufre précipité............................	2 *grammes.*
Acide salicylique............................	0,50 centigr.
Vaseline............................	50 grammes.

M. S. A.

ECZÉMAS DES OREILLES ET DU CONDUIT AUDITIF. — L'oreille semble un lieu d'élection, que choisit souvent l'eczéma : les cas en sont très fréquents et souvent récidivant, pour le moindre écart de régime, avec une persistance désespérante pour le malade et pour le médecin.

On y rencontre toutes les formes d'eczéma : l'eczéma suintant et l'eczéma sec, mais il y a lieu de faire une distinction pour la localisation de l'affection : eczéma du sillon rétro-auriculaire; eczéma du pavillon de l'oreille et eczéma du conduit.

L'eczéma du sillon rétro-auriculaire est généralement un eczéma humide : le suintement est assez considérable, il s'y forme des croûtes. Cette affection se rencontre plus souvent chez la femme, chez celle dont le genre de coiffure maintient le pavillon de l'oreille appliqué contre la tête. Il est surtout très fréquent chez les religieuses qui portent, presque toutes, un bonnet serre-tête qui détruit l'écartement naturel de l'oreille. Tout d'abord on ne constate qu'un peu d'intertrigo : mais, bientôt, la cause de ce premier accident étant maintenue, les lésions deviennent plus graves et se transforment en véritable eczéma.

La première indication est de libérer les oreilles, puis faire des lotions avec la décoction de racines d'aunée (15 grammes pour un litre d'eau), puis saupoudrer avec des poudres inertes : poudre d'amidon, poudre de talc, poudre de bismuth ou d'oxyde de zinc.

Dans les formes chroniques, le suintement disparaît et on trouve, au niveau de la ligne d'insertion du pavillon, des fissures, des rhagades qui sont douloureuses et qui saignent assez facilement. Pour modifier cet état, on pourra appliquer des préparations à l'huile de cade plus ou moins fortes et même quelquefois faire quelques attouchements avec une solution faible de nitrate d'argent.

L'eczéma aigu du pavillon donne au malade un aspect tout particulier, l'oreille est informe, écartée de la tête : la plupart des plis ont disparu, il y a un gonflement considérable, et le malade éprouve une sensation de tension extrême, il semble que son oreille veuille éclater, elle est le siège d'une chaleur et d'une douleur vives.

L'ouverture du conduit auditif participe à ce gonflement et se trouve très rétréci, parfois presque complètement bouché, d'où il résulte, du côté malade, une diminution sensible de l'acuité auditive. Cet eczéma aigu du pavillon est le plus souvent un eczéma impétigineux ; on appliquera donc le traitement indiqué contre ces formes d'eczéma.

Dans les poussées aiguës d'eczéma du pavillon, la lumière du conduit auditif est presque toujours obstruée par le gonflement ; dans d'autres cas, l'inflammation se localise au conduit seul, et le pavillon reste intact. Le plus souvent, ces inflammations eczémateuses localisées au conduit sont de causes artificielles : dans les cas d'otite suppurée avec suintement presque continu, il n'est pas rare de voir apparaître une inflammation eczémateuse, mais surtout chez les malades qui ne se soignent pas et qui laissent séjourner du pus dans leur conduit.

J'ai constaté deux cas d'inflammation eczémateuse très violente du conduit, occasionnées par le traitement de Bezold, qui consiste, dans les cas d'otite chronique purulente, à bourrer le conduit avec la poudre d'acide borique : l'acide borique est donc parfois irritant, c'est pourquoi, pour faire des injections dans le conduit, il est préférable de faire usage d'eau bouillie.

Dans ces cas d'eczéma du conduit, les parois sont gonflées, le conduit est très rétréci, parfois complètement obstrué ; il est le siège d'une vive démangeaison. L'affection se propage jusque sur la membrane du tympan, la douleur devient très vive : des vésicules se forment sur le tympan comme sur les autres parties, souvent il se perfore, l'inflammation gagne ensuite la caisse ; les microbes de la suppuration évoluent alors facilement, et il n'est pas rare de voir s'installer une otite suppurée consécutive.

Dans les cas d'eczéma sec, il n'y a pas ou peu de déformation, le conduit n'est pas rétréci : il est le siège d'une démangeaison assez vive, et on y voit une desquamation assez abondante. A la longue, chez les individus peu soigneux, la sécrétion des glandes cérumineuses forme avec les squames des bouchons qui finissent par fermer le conduit et amènent une surdité temporaire.

Quand on a à traiter un eczéma aigu du conduit avec gonflement et suintement, il faut tout d'abord ordonner des injections émollientes plusieurs fois par jour, puis conseiller l'introduction d'une boulette de coton antiseptique, qui agira mécaniquement pour s'opposer au rétrécissement du conduit et le dilater. Lorsque l'inflammation a un peu diminué, on enduira cette boulette de coton d'un peu de pommade à l'oxyde de zinc, et elle sera fréquemment renouvelée.

Sous l'influence de ce traitement, on constate le plus

souvent une amélioration rapide; cependant on rencontre certains cas où le résultat ne répond pas à ce que l'on a annoncé; l'affection persiste et se maintient toujours au même état suraigu; il ne faudra pas hésiter alors à avoir recours à un traitement plus énergique. Après avoir, par une injection abondante, bien nettoyé le conduit, le médecin introduit une boulette de ouate hydrophile imbibée d'une solution de nitrate d'argent à 1 pour 10 ou pour 20. On retire la boulette le lendemain. Au bout de quelques jours, il se produit une desquamation noirâtre de l'épiderme cautérisé, et la guérison se fait rapidement. Dans les formes d'eczéma sec, on peut faire des applications de pommade à l'oxyde de zinc renfermant de l'acide salicylique et de la résorcine, ou bien employer les préparations cadiques et même faire un attouchement avec l'huile de cade pure.

ECZÉMAS DES NARINES. — L'eczéma des narines est une affection que l'on rencontre surtout sur des sujets lymphatiques; le plus souvent on constate chez le malade un coryza chronique, et c'est précisément la sécrétion anormale et continue de la muqueuse nasale qui, à la longue, amène de l'inflammation, qui plus tard se transforme en lésion eczémateuse. D'autres fois, l'affection vient par propagation de voisinage chez un malade atteint d'eczéma de la lèvre supérieure ou de sycosis : les vibrisses participent à l'inflammation : il y a de la folliculite. Chaque poil du nez présente à sa base une pustule, et il est nécessaire d'épiler.

Les malades porteurs d'un eczéma du vestibule des fosses nasales ont un aspect un peu spécial. Généralement, extérieurement le nez est un peu gonflé et présente une coloration rouge assez vive; le pourtour des narines est œdématié et le siège d'une inflammation assez vive; le nez est sensible au toucher, le malade éprouve de la douleur quand il veut se moucher. L'orifice des fosses nasales est très rétréci, et si on examine la région avec un bon éclairage, on voit des croûtes jaunâtres qui obstruent l'orifice : on en trouve sur les ailes du nez et sur la cloison. Ces croûtes se détachent assez facilement : au dessous, la peau est épaissie et excoriée ; elle saigne facilement.

Le traitement doit, tout d'abord, avoir pour but de faciliter la chute de ces croûtes qui bouchent le nez et gênent la respiration; on conseillera alors des lotions émollientes et même des bains de nez. M. Besnier recommande les lotions avec l'eau de Saint-Christau, qui est une eau cuivreuse; puis, il fait introduire dans les narines des boulettes de coton hydrophile imbibées du mélange suivant :

Acide salicylique....	5 centigr.
Huile d'amandes douces....................	50 grammes.

M. S. A.

On pourra encore conseiller des applications de pommade à l'oxyde de zinc.

L'orifice des fosses nasales est souvent le siège de crevasses ou de fissures : ces lésions sont dues le plus souvent à l'irritation produite par la sécrétion de la muqueuse, mais on les constate aussi après une poussée d'eczéma : elles sont très rebelles et sont douloureuses. On arrivera assez facilement à les faire disparaître, en employant une pommade au précipité blanc ou, mieux, en faisant des cautérisations avec une solution forte de nitrate d'argent.

ECZÉMAS DU TRONC, SEIN, MAMELON, OMBILIC. — Le professeur Arnozan, de Bordeaux, a attiré l'attention et signalé l'abondance des sécrétions grasses sur le tronc : les glandes sébacées sont nombreuses dans certaines régions, et c'est là précisément qu'on observe des lésions eczémateuses de nature séborrhéique. Ces plaques d'eczéma séborrhéique du tronc se rencontrent surtout chez des arthritiques qui ont, le plus souvent, en même temps, de la séborrhée du cuir chevelu : elles sont bien limitées, présentent une coloration rougeâtre, avec une certaine desquamation ; souvent vers le centre de la lésion la couleur est plus terne ; elles sont souvent le siège d'une démangeaison assez vive. On a accusé la laine d'amener, par un contact prolongé, ces lésions eczémateuses ; il est vrai qu'on rencontre cette affection chez des individus peu soigneux de leur hygiène et qui portent longtemps le même gilet de flanelle ; une bonne mesure prophylactique contre cet eczéma flanellaire est de conseiller d'interposer entre la peau et le gilet de flanelle une fine toile.

Pour guérir les eczémas séborrhéiques du tronc, le traitement par les préparations soufrées donne les meilleurs résultats : on pourra employer la pommade suivante :

Soufre précipité	2 à 6 grammes.
Acide salicylique	20 à 50 centigr.
Vaseline	40 grammes.
Lanoline	20 grammes.

M. S. A.

Chez les sujets un peu prédisposés à ces poussées

d'eczéma séborrhéique, on conseillera des lotions quotidiennes à l'eau chaude bouillie et au savon à l'acide salicylique.

L'eczéma du mamelon et du sein est une affection que l'on peut presque dire propre à la femme. C'est parfois une dermite due à la présence de l'acare qui fait du mamelon un de ses sièges préférés ; mais, le plus souvent, cette affection se rencontre dans le cours de la grossesse, ou pendant l'allaitement. C'est généralement un eczéma suintant et croûteux ; puis, bientôt la peau se fendille ; il se forme des crevasses très douloureuses. Cette affection est souvent très rebelle et récidive avec une grande facilité.

Au début, on diminuera l'inflammation par des applications émollientes. Dans l'eczéma chronique, on a recours à des modificateurs énergiques, les préparations à l'huile de cade, à la résorcine, des attouchements avec une solution de nitrate d'argent. Si on peut surveiller son malade, on emploiera une pommade à l'acide pyrogallique au dixième ou au vingtième qui souvent donne de bons résultats, mais qu'il faudra faire cesser dès que l'irritation est trop vive.

L'eczéma de l'ombilic s'observe surtout chez les sujets obèses, chez les gens qui prennent peu de soin de leur personne. Des sécrétions cutanées s'accumulent dans la dépression ombilicale, et à la longue amènent de l'irritation et des excoriations. C'est une forme d'eczéma suintant. Il est nécessaire de nettoyer souvent la région en faisant des lavages avec des solutions antiseptiques non irritantes ; puis, on saupoudre avec des poudres inertes ; plus tard, on pourra cautériser avec des solutions de nitrate d'argent.

Eczémas des organes génitaux chez l'homme et chez la femme, du périnée et de l'anus. — Chez l'homme, c'est l'eczéma du scrotum qui est le plus souvent observé; l'affection ne reste pas toujours limitée, elle envahit la verge et le gland et souvent le périnée jusqu'à l'anus. Le plus généralement, c'est un eczéma très prurigineux; le malade ne peut se livrer à aucune occupation, tellement les démangeaisons sont violentes. Les parties sont gonflées et tuméfiées, la peau se déchire et se fendille; de plus, le malade qui ne résiste pas au besoin de se gratter amène de nouvelles excoriations.

Quand l'eczéma est limité au prépuce et au gland avec prurit violent, il faudra toujours penser au diabète et examiner le malade à ce sujet.

Comme traitement de l'eczéma des parties génitales, il faudra, tout d'abord, conseiller les applications émollientes, des cataplasmes d'amidon froids; parfois, pour calmer les démangeaisons, des bains de siège: on pourra aussi employer les pommades faibles à l'oxyde de zinc renfermant du menthol, ou bien des applications d'huile mentholée.

Dans les formes sèches avec fissures fréquentes, on fera des applications de préparation à l'huile de cade, et surtout dans les eczémas du périnée, qui sont d'une durée désespérante; on pourra faire des cautérisations avec une solution de nitrate d'argent.

Quand le scrotum est envahi tout entier par la lésion, on conseillera l'usage d'un suspensoir en toile de caoutchouc.

L'affection peut se localiser à l'anus: ces cas s'observent surtout chez les arthritiques, chez les hémorrhoïdaires. Au pourtour de l'anus, il y a une rougeur assez vive et un peu de suintement, la démangeaison est très violente ; les malades ne voudraient pas aller à la garde-robe, tellement leurs souffrances sont vives à ce moment : au pourtour de l'orifice, on voit de petites fissures qui saignent facilement. On pourra les cautériser avec des solutions de nitrate d'argent ou les toucher avec le crayon de sulfate de cuivre.

Dans les cas d'eczéma sans fissures, ce sont les traitements à l'huile de cade qui donnent les meilleurs résultats.

Chez la femme, l'eczéma des parties génitales est aussi très prurigineux ; il occupe, le plus souvent, la vulve et les grandes lèvres ; mais, parfois aussi, il envahit le vagin. Toute la région est le siège d'une rougeur assez intense avec gonflement : le suintement est parfois abondant.

Dans ces cas, on emploiera les différents traitements indiqués pour les eczémas suintants et prurigineux.

Dans l'eczéma du vagin, Hillairet a conseillé l'introduction, comme un spéculum, de cataplasmes de fécule de pommes de terre.

Eczémas des jambes. — On peut observer sur les jambes toutes les formes d'eczéma ; mais il existe une variété particulière, que l'on constate chez des individus, généralement d'un certain âge, qui présentent des troubles de la circulation et qui ont des varices, c'est ce qu'on a appelé l'eczéma variqueux ; on le trouve encore chez des personnes qui, par leurs occupations, sont obligées à une station debout prolongée.

L'eczéma variqueux peut se rencontrer sur une seule

jambe ou sur les deux à la fois. On constate la présence d'une plaque plus ou moins grande où la peau est complètement changée d'aspect, elle est d'une couleur rouge brunâtre, souvent marbrée, il semble que le sang ne circule plus dans cette région.

Ordinairement, il y a peu de suintement, mais on remarque une desquamation assez abondante, de fines squames ou, au contraire, des lamelles assez larges: il y a parfois une démangeaison assez vive. Ces malades ont, le soir, le pied enflé quand ils sont restés debout.

Pour arriver à une prompte guérison ou, tout au moins, à une modification rapide, il faut exiger le repos absolu, la jambe étendue et un peu relevée. On fera, au début, des applications émollientes; puis, plus tard, on emploiera des pommades à l'oxyde de zinc avec de l'acide salicylique. La pommade suivante donne de bons résultats quand la période aiguë est passée :

Goudron végétal	2	grammes.
Oxyde de zinc	3	—
Talc de Venise	3	—
Vaseline	50	—

M. S. A.

Après la guérison du placard d'eczéma, on retrouve encore longtemps après une pigmentation brunâtre de la peau: pour empêcher le retour de l'affection, le malade devra soumettre sa jambe à une compression bien faite avec une bande de flanelle ou, mieux, faire usage de bas varices.

Eczémas des mains, des pieds et des ongles. — Sur la face dorsale des mains et des pieds, on peut rencontrer toutes les formes d'eczéma ; cependant, sur les mains, on rencontre assez fréquemment l'eczéma fendillé ; cette affection s'observe surtout chez les cuisinières et les laveuses de vaisselle, et, si le malade ne cesse pas son occupation, les traitements les plus énergiques et les mieux conduits restent longtemps sans résultat.

On observe à la paume des mains et à la plante des pieds une forme d'eczéma tout à fait spéciale, l'eczéma palmaire et l'eczéma plantaire.

Dans ces régions il y a un épaississement très marqué de la couche cornée de l'épiderme ; les vésicules ne se vident pas extérieurement ; il n'y a presque jamais de suintement, c'est un eczéma sec et lamelleux. L'épiderme se soulève en lames plus ou moins larges, au dessous la peau est rouge et luisante ; il y a presque toujours des fissures assez profondes et très douloureuses. Le diagnostic de cet eczéma peut parfois être très délicat ; il faudra toujours penser au psoriasis ou à des accidents syphilitiques ; mais, étant prévenu, il est généralement facile de se faire une opinion exacte. Cette affection se rencontre le plus souvent chez des arthritiques avérés : une cause d'irritation continuelle, comme, par exemple, la compression dans le creux de la main par des outils ou des instruments, peut, chez des prédisposés, sinon faire naître, tout au moins entretenir cette forme d'eczéma corné et fendillé.

L'eczéma palmaire et plantaire est très rebelle : il faut commencer par ramollir les couches cornées par des applications de cataplasme ou à l'aide d'enveloppement au caoutchouc. On peut encore, pendant la nuit, appliquer des emplâtres au savon noir dissous dans l'alcool : on l'étend sur un linge de flanelle qu'on applique sur la plaque ; le lendemain matin, on fait un lavage, et on détache les lambeaux épidermiques. Si l'irritation est trop vive, on la calme par des applications de pommades adoucissantes ; puis, plus tard, on fait usage des préparations salicylées ou des applications d'emplâtre rouge de Vidal ou même d'emplâtre de Vigo.

Dans les eczémas des doigts, les ongles sont souvent aussi atteints ; les rebords latéraux et postérieurs sont rouges, gonflés ; parfois, l'ongle peut tomber. Dans d'autres cas, pas de lésions inflammatoires manifestes, mais l'ongle est cassant, fendillé, il présente des stries ou de petites dépressions ; il est le siège d'un trouble trophique très net.

Dans les formes avec inflammations aiguës on fera usage des émollients ; dans les formes sèches on conseillera l'emploi de l'huile de cade ou de pommade salicylée, et aussi des applications d'emplâtre rouge de Vidal. Il faut toujours prévenir son malade que les eczémas des ongles sont des plus difficiles à modifier.

Tours

Deslis Frères, Imprimeurs

6, rue Gambetta

www.ingramcontent.com/pod-product-compliance
Lightning Source LLC
LaVergne TN
LVHW012012160826

845678LV00002B/792

* 9 7 8 2 3 2 9 6 7 0 4 0 9 *